U0224672

好好睡，自然醒

[日]櫻井直也/著

黄文玲/译

重庆出版集团
重庆出版社

版贸核渝字（2013）第296号

完全熟睡マニュアル

Copyright © 2010 Sakurai Naoya

Original Japanese edition published by KOU–SHOBO INC

Complex Chinese translation rights arranged with KOU–SHOBO INC

through LEE's Literary Agency, Taiwan

Complex Chinese Translation rights © 2015 Chongqing Mind–wings Cultural Media Co., Ltd

本书译文由书林出版有限公司授权出版使用，版权所有，盗印必究

图书在版编目（CIP）数据

好好睡，自然醒 /（日）樱井直也著 ; 黄文玲译. — 重庆 : 重庆出版社, 2015.6
ISBN 978-7-229-08832-3

Ⅰ.①好… Ⅱ.①樱… ②黄… Ⅲ.①失眠—精神疗法 Ⅳ.①R749.705

中国版本图书馆CIP数据核字(2014)第240119号

好好睡，自然醒

HAOHAO SHUI, ZIRAN XING

[日]樱井直也 著 黄文玲 译

出 版 人：罗小卫

责任编辑：刘 嘉 李 梅

责任校对：杨 婧

装帧设计：一亩幻想

重庆出版集团
重庆出版社 出版

重庆市南岸区南滨路162号1幢 邮政编码：400061 http://www.cqph.com

重庆升光电力印务有限公司印刷

重庆出版集团图书发行有限公司发行

E-MAIL:fxchu@cqph.com 邮购电话：023-61520646

重庆出版社天猫旗舰店
cqcbs.tmall.com

全国新华书店经销

开本：889mm×1194mm 1/32 印张：5.25 字数：70千

2015年6月第1版 2015年6月第1次印刷

ISBN 978-7-229-08832-3

定价：29.80元

如有印装质量问题，请向本集团图书发行有限公司调换：023-61520678

前言

相信大家小时候，都有过一边看电视一边打瞌睡的经历。

尤其是在晚上九点以后，无论电视节目多么有趣，随着睡意逐渐增强，眼皮也越来越沉重，最后终于坠入梦乡去见周公了。会如此沉沉睡去，并非是电视节目太无聊，也不是因为身体太过疲惫，而是一到了晚上的固定睡眠时段，睡意总是有如排山倒海般地来袭。同样地，早上就算没有设定闹钟，大多时候也会在固定的时间里醒来。

每个人自幼都拥有健全的睡眠周期，现代人随着年纪的增长，却自己破坏了这样的睡眠周期，结果造成入夜后，丝毫没有睡意，早上少了闹钟，根本无法自己起床。然而情况还不只是如此，整夜躺在床上翻来覆去，难以入眠，对许多人来说已经是习以为常。

到我咨询室来的病患，有很多人都饱受失眠之苦。

即使不是为了失眠而来的人，当我问他们："晚上睡得好吗？"大部分的人都回答我说："睡不好。"

因为不安或焦虑，会让心情处于高度亢奋的状态，导致难以入眠。带着烦恼来到咨询室的人，晚上的失眠状况似乎也是预料中的事情。

令人感到不可思议的是，当我在讲习会中进行催眠诱导时，台下有很多人就这么睡着了。

当内心的苦恼获得改善后，为失眠所苦的人也得到了解放。不光是如此，"进入催眠"的体验也成了解除失眠的契机。

催眠和睡眠并不一样，尽管如此，有不少人在催眠中感受到强烈的睡意，体验到了至今从未有过的放松感觉。

在本书中，介绍了许多借由催眠的力量而能安稳睡去的实践方法。

第一次接触催眠的人，阅读本书的内容，听随书附赠的CD，然后开始想象，就能简单地进入催眠的状态。学会自我催眠（自己诱导自己进入催眠状态）后，您的潜意识要比以往更能轻易地掌握睡眠。

对"催眠"这个字不熟悉的人，乍听之下或许会觉得这是种超自然的现象。

为了这些读者，我特地在第三章针对催眠是何种现象，以及人类为何会对暗示有所反应，都有详细的解说。

同时对于想要更深入了解催眠的读者，在第五章介绍了体验催眠的方法。

首先，了解"催眠"是个什么样的现象，消除内心的不安后，大家不妨就试着挑战自我催眠吧。

想要马上尝试看看的人，可以直接从第六章"为了入睡而自我催眠"开始阅读，或是直接听随书附送的CD也可以。

在这片附赠的CD里，特地收录了有关"睡眠"的催眠诱导，让大家就算是在自己家里，也一样能接受到专业的催眠疗法。解决失眠的CD产品在市面上多如牛毛，但只要善加利用催眠的技巧，这片CD就能有效地解决失眠。不论个人的喜好或性情如何，只要听过这片CD，任何人都能有效地入睡。

另外，这片CD的作用，不是只有让您"睡得着"这一点。

进入催眠状态，可以将人的意识固定在某一点上。在面对疼痛、紧张和不安的状况时，若意识固定在催眠的情况下，便能缓解以上的负面情绪。考试、面试和牙齿治疗前，心跳加速时也可以听听这张CD，这能有效让身体放轻松。（千万不要忘了，记得在睡魔来袭前停止！）

透过本书进入自我催眠，其状态与采用"自律训练法"非常接近，可以得到同等的效果。

所谓的自律训练法是一种用来放松有关失眠、身心失衡、神经症、自律神经失调症和恐慌障碍等疾病的治疗方法。当自律神经回复正常，就能消除疲劳、舒缓压力、提高工作和念书的效率。此外，还能达到减轻抑郁和不安、消除肩膀酸痛和头痛、预防晕车等效果。

催眠的效果不只是让您"入睡"，更要请您体验催眠所带来的成效。

※随书附赠的CD，在聆听的过程中，随时都有可能睡着。请勿在驾驶、步行或工作时聆听。以免发生危险。

4

目录

完全熟
睡手册

好好睡，自然醒

SLEEP WELL TO LIVE WELL

第1章

大家都是睡眠的外行人

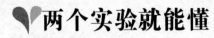两个实验就能懂

来做两个简单的实验吧。

实验1——

将左手在眼前张开。

然后慢慢地把手握紧。

（左手变成什么姿势？从布变成了石头。）

实验2——

请放松全身的力气。

然后闭上眼睛，就这样地入睡。

（这次会变成什么姿势？是不是根本无法睡着？）

这两个实验证明了下面的说法。

人可以凭个人的意识握紧拳头，却无法任意进入睡眠状态。

虽然这句话听来是理所当然，但这一点却是非常重要的。

我们自从呱呱落地到现在活了数十年，学会很多事情，会做的事越来越多。

当我们还是婴儿的时候，不但不会走，连站都站不稳。然而现在我们不但会站立还会行走。学会阅读、骑脚踏车、有人学会开车，另外还有人会说一口流利的外文。

即使是每天苦练，但是我至今还是无法靠着自己的意念入睡。

关于睡眠这档事，就算怎么学，也不可能学会。无论什么样的训练，也不可能会让人直接入睡。

对于睡眠，我们始终是个生手。

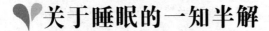# 关于睡眠的一知半解

关于睡眠这档事，我们到底了解多少？

我们总是常把"昨晚睡了几小时"这句话挂在嘴边。但这不过是我们毫无根据的推测。和起床的时刻相比，入睡的时间其实是非常模糊的，因为我们绝对不是在最后一次确认时间的那一秒，就进入了梦乡。当然，如果是在上床的同时，思绪便就此远离，在某种程度来说，的确是符合"昨晚睡了几小时"的说法。但如果是在床上思考某些事情，或是翻来覆去睡不着，那么上床的时刻自然就无法当作入睡的时间。

人对于时间的感觉，会因为精神状态的差异而有很大的不同。坐在教室里上无聊课的五分钟，与恋人在一起度过的五分钟，虽然时间相同，但在教室里的这五分钟，给人感觉时间的长度远远超过与恋人度过的五分钟。因此，"从最后一次看时钟之后，我觉得大约过了三十分钟还没

睡着……"用这样的理由来计算睡眠时间，那段时间真的只有三十分钟吗？没有人知道。

再者，在哪个时间点之前是清醒的？哪个时间点之后入睡？我们实在无法清楚划分两者之间的分界线。就算发觉自己"现在处于睡眠中"，但其实那是在内心深处的某个角落，神志是清醒的，因此才会有所察觉。既然如此，那也就不算是真正的睡眠。

进入被窝、闭上眼睛。意识暂时是清醒的，脑海里会思考某些事情。在思考的过程中，意识是连续的。既然意识是连续的，那么持续到早上也并不奇怪。

但实际上并非如此，连续的意识会慢慢地变得不连续，最后终于失去意识。等我们再度恢复意识的同时，才发觉自己睡着了。

睡眠可以区分为两个阶段，分别是快速眼动期REM和非快速眼动期NREM。

快速眼动期REM是Rapid Eye Movement的缩写，观察一位睡着的人，有时会清楚看到这个人的眼皮下，眼球还在左右移动，而这样的状态就是所谓的快速眼动期。

通常我们做梦，就是在这个时候。

　　（题外话，快速眼动期的状态，也会在催眠中发生。在催眠诱导时，有时也可以借由观察其眼皮下方的眼球是否快速移动，来得知对方是否已经进入催眠状态。）

　　另一方面，没有出现眼球快速运动的睡眠，被称之为非快速眼动期。非快速眼动期从浅睡期的第一个阶段到深睡的第四个阶段，脑波可分成四种形态。

　　人类在睡眠当中，从非快速眼动期（第一到第四阶段）到快速眼动期，通常这样的一个循环为九十分钟，一个晚上会反复出现好几次。

　　因此当我们的意识回复后，就算发现自己睡着了，却不可能会察觉自己，是在什么样的睡眠状态下，持续了多久的时间。另外，单纯以睡眠时间来比较睡眠品质是否良好，就好比以卡路里来比较食物是否美味，一点意义也没有。保持快速眼动期和非快速眼动期均衡的睡眠，与没有进入非快速眼动期第三和第四阶段的睡眠，两者相比就算是睡眠时间相同，但消除疲劳的程度却大不同。

睡眠无法控制

　　每个人的食欲，都可以随自己的喜好获得满足。只要付钱，就能吃遍世界上的山珍海味。无论是食物的材料或是用餐的地点，统统可以自由选择。就连用餐的时间或是份量，也可随个人喜好而定。

　　但是，每个人的睡眠欲望，就不像食欲那样容易满足。入睡与否，完全交由运气决定，无法由个人控制。就算过去一整个礼拜天天都能沉沉入睡，却也无法保证今天也能够安稳入眠。有些人对寝具相当讲究，但这么做就能保证一夜好眠吗？

　　就如同上述的实验，人类是无法控制睡眠的。我们不但无法控制睡眠，也不能选择睡眠的种类。不能因为想要做梦，就进入快速眼动期，当然也不可能选择直接进入非快速眼动期的第四阶段，好好睡一场觉。我还是那句老话，关于睡眠我们都是外行人。

既然我们无法控制睡眠，那么该怎么做才能安稳入睡？

辗转难眠的夜晚到来时，难道我们只能放弃睡眠，张大眼睛等待天明？

其实，在我们的身体里，住着一位"可以控制睡眠的人"。

那就是我们的"无意识"。把自己交给身体里的无意识，我们可以因此而入睡。

现在，当你阅读这篇文章的时候，你的心脏正自己跳动着，你的肺也是自主地膨胀或收缩，同时反复地呼吸。甚至是消化胃中的食物，控制身体的体温。这些全都不是你自己意识下的动作，而是交由无意识进行。

睡眠和上述所言的身体机能完全相同，当无意识判断睡眠是必要的时候，我们就会进入梦乡。

想要入睡，我们却无能为力。唯一能做的就是不要干扰无意识，静静地等待无意识捕捉睡意的瞬间。

在阅读过本书之后，你一定可以睡着。

不过，之所以能入睡并非是靠着意志力让自己睡着，这一点请各位一定要牢牢记住。

★睡眠小叮咛：对于理解的迷思

"他好像还想再玩"和"他想要多玩一下"，这两句话看起来很像，但语意上却有微妙的差异。

如果有人希望你能以浅显易懂的方式说明这两句话的差别，我想在第一时间就能清楚回答的人，应该没几个。

因为，在脑子里理解这两句话，是需要时间的。

其实，在阅读句子的瞬间，就能感觉出两者之间的差异。或许在当下无法清楚地说明，却清楚地知道这两句话并非是相同的意思。不但如此，还能在适当的状况下，完全正确地使用这两句话。

理解的能力与说明的能力，本来就是两种不同的能力。但是，很多人却误认为"既然理解就应该会说明"。我认为这一点，其实很容易产生不必要的误解和纠纷。"你为什么要这么做！"当有人生气地对你这么说的时候，即使有正当的原因，你也必须要确切地让对方知道。否则，对方会认为"你这么做并没有正当的理由"。

另外，一般而言，大家会认为擅长说明的人"才是真正理解"，但这也是一种误解。不懂得该如何说明，但理解力超强的人大有人在。

理解五成的内容，并且能将这五成完全说明清楚，跟理解十成却只能说明一成，两者相互比较，前者会被误认为"真正理解"的人也是无可厚非，但真正能发挥实力的其实是后者。

个人所感觉的事情，与他能否透过语言来表达，基本上是毫无关系的。不擅长以语言来传达爱意的人，并不代表他不是真心爱着对方。懂得以语言来展现爱意的人，也不代表他的爱比别人来得深。

说不定理解力强的人认为，不需要对他人说明，才让自己的说明能力越来越糟。缺乏理解力的人，可能是因为如果不以语言来确认就无法真正理解，所以才练就一身说明的好本领。

　　说到这里，你也可以试试看，关于本篇一开头的两句话，你又会如何说明两者之间的差异呢？

第2章

难眠夜的操控

心中的睡眠天平

身心疲劳　　正面临的
　　　　　　　问题

睡觉时天平会比较
两者的重量

　　在翻来覆去、无法入睡的夜晚，我们的心里，到底发生了什么事呢？

　　身心疲累、明天早上还得早起，脑海里祈求着希望能立刻睡着。但是，"无意识"却不愿意选择睡眠这个选项，到底是为什么？

　　人在睡觉的时候，心中的天平两端正载着不同的东西，正比较两者的重量。

　　一端的天平，上面载着"身心疲劳"。

　　另一端的天平，则是载着"正面临的问题"。

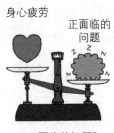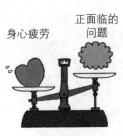

"正面临的问题"
这一端较重者会睡不着

"身心疲劳"
这一端较重者会入睡

如果"身心疲劳"比"正面临的问题"还要重的话，无意识会选择睡眠，先消除身心的疲惫。

但是，如果"正面临的问题"比"身心疲劳"还重的话，是难以入睡的。"无意识"会认为，"比起消除疲劳，解决眼前的问题较重要"。因为，现在有比睡觉更重要的事情，自然会睡不着。

请大家试着回想失眠的情况，通常都是因为过度思考某件事。因为某种原因造成自己不安，对于该如何解决这种不安却找不到答案，内心里完全无法从这个问题中解脱。

再不然就是明明知道自己该如何去做，却选择逃避问

正面临的问题

身心疲劳
＋药物

一旦吃药就算"正面临的
问题"比较重也会睡着

题，迟迟不肯面对。心里仿佛悬了一颗大石头，自然无法安稳入睡。这样下去，问题永远无法获得解决。

举例而言，请你想象一下，假如家里大门的锁坏掉了。而你在深夜才发现这件事，必须在找不到人修理的情况下，要这样用坏掉的门锁度过一夜。虽然你会认为这个晚上，应该会像平日一样不会有事发生。只不过，一想到如果在入睡之后，有坏人上门，你恐怕会因为不安而无法入睡。甚至脑海里会闪过，干脆拿钉子把大门给钉起来的念头。只是，三更半夜把工具拿出来又嫌麻烦，内心里不断告诉自己："不会有人来的！"只是越这么想，就越睡不着。身体里的无意识会认为，此时醒着捍卫自己的家园，远比睡着消除疲劳更加重要，所以才让人难以入眠。

就如同上述所言，失眠一定有什么理由。

在您无视该理由的情况下，当然会睡不着。

因为睡不着所以就去医院请医生开药，吃了药之后才能睡着。只是，借助药力的入睡，也只是暂时的入睡，一旦持续吃药，慢慢地药效也会消失。

为什么，药效会消失呢？

当然，有可能是因为身体对药产生了抗药性。如果不是抗药性的关系，那是因为无意识认为"不可以睡着"。

吃药这件事，意味着以强迫的方式，将天平往"身心疲惫"的那一边压下去。如此一来，就算"正面临的问题"那端较重，也会睡着。

只是这么做的话，"正面临的问题"，将永远也解决不了。

比方说失业了，迟迟找不到下一份工作，这个原因让人晚上睡不着。因为睡不着，而去看医生、拿药，吃了药之后也能够入睡。

虽然晚上能因为吃药而入睡，但这么做，问题解决了吗？

实际上，对解决问题毫无帮助。

就算晚上因此能入睡了，但失业的状态仍持续着，账户里的钱越来越少。只要失业的问题没有解决，总有一天

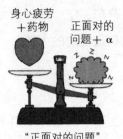

身心疲劳
＋药物

正面对的
问题＋α

"正面对的问题"
变得更重难以入睡

会发生连食物也买不起，而难以生活下去的状况。

无意识知道结果会是这样，因此才会不想睡。因为，与其睡觉，无意识更想要尽快脱离这样的状态。

如果没有吃药，会整夜不睡思考解决之道，进而付诸行动，或许就能很快脱离失业的状态。但是，一旦吃了药，就不可能这么做了。

因此，当无意识所感受的不安远比之前更严重，"正面临的问题"比现实更加沉重。这么一来，失眠的情况就会再度跟之前一样持续发生。换言之，一直以来所吃的药将失去效用，晚上又睡不着了。

因为再度失眠又去了医院，这次医生或许会增加药量、变换药物的种类。如此一来，暂时又能入睡了，但无意识却没有发生改变，原来产生困扰的原因，"正面临的问题"又变得更沉重，晚上自然又睡不着了。不面对问题寻求改善，结果就是恶性循环。

　　无意识对于正面临的问题，有它自己的判断，当它认为"还有可以做的事"时，是无法入睡的。因为，这时候无意识需要的不是睡眠，而是"可以做的事"。

　　遗憾的是，将"可以做的事"付诸行动者，不是无意识，而是你自己。

　　对于正面临的问题迟迟不去解决，无意识会认为"这个人完全不面对问题"，在你尚未行动之前，都会让你的内心充满不安、让你无法入睡，敦促你快点行动。

　　相反地，一旦你付诸行动，越来越靠近解决问题，这么一来无意识没有必要抱持上述的负面情绪，不安的情绪变淡了，晚上就能入睡了。

理解无意识的不安

几年前的某个夜晚，我遇到过这样一件事。

当我困意十足打算就寝进入被窝之际，突然听到从阳台传来了奇怪的声音。那种声音平常我从来没有听过，因此让我非常不安。突然想起就在几天前，我才听说附近邻居有人家里进了小偷。

我本来想要打开窗帘，确认那个声音到底是什么。可是一想到，万一真的有小偷在外面的话，我该怎么办？这个想法让我顿时失去确认的勇气。我转身背对着窗户，把这一切当作是自己太过敏感。

但是就算我闭上双眼，却无法像平日一样入睡。越是想睡，头脑却越发清醒。窗外的声音偶尔会停止，"应该没问题了"，当我一这么想的时候，声音又出现了。就因为这样，我翻来覆去，迟迟无法入睡。

终于，我放弃入睡站了起来。打开电灯，一鼓作气打开窗帘。

窗外没有任何人，为了慎重起见，我走出阳台左右确认，还是不见任何人影。然后，我在阳台发现了一件事。

绑在晒衣竿上的洗衣绳松脱了，那一天风很强，导致绳子随风摇动，打到了窗户上，才会发出奇怪的声音。

原来诡异的声音不是来自小偷，而是洗衣绳。

我把洗衣绳重新打结固定好，然后回到床上去。一进入被窝，刚刚无法入睡的感觉瞬间消失。

那个晚上，我忽视无意识的警告，在床上努力地想要"装作若无其事地睡着"，但是好几个钟头过去了，我却依旧清醒。对无意识而言，在那一刻保持清醒捍卫自己的安全，远比睡觉更为重要。

理解无意识的不安，而且不逃避当下应该做的事，就能很快地入睡。

假如当时因为麻烦，我并没有把晒衣绳给重新绑好就回到床上，我想我应该还是睡得着。就算听到相同的奇怪的声音，但那个声音因为已经不再是"正面临的问题"，心中的天平也因此而逆转。

天平的倾斜之所以改变，其主要原因并非是自己处于什么样的状况下，而是无意识如何掌握那个状况。

如果那一天我没有走出窗外确认，而是选择吃药的方式，或许我当然还是睡得着。

只是这么一来，每当一吹风我就得依赖药物不可。

与其借由药物的力量来掌控天平，不如顺从天平的状况来行动，我们才能真正地从失眠中解脱。

不要逃避踏出第一步

本书的目的是"睡眠"，因此书上记载了如何入睡的技巧。而且如果听随书附赠的CD，也能降低觉醒度，帮助你更快地入睡。

因此在利用此书和CD之前，请再一次针对"为何会睡不着"这个问题，认真地思考一次。

睡不着的时候，请不要逃避内心所浮现的想法，要正面接受它。

你的无意识正为了某件事而不安，才会认为"这时不该睡着"。

无意识到底想要你做什么呢？

还有，就算是在三更半夜，如果你想起有当下应该马上做的事情，请立刻行动。

如果工作找得并不顺利，那么就打开电脑，上网寻找自己可以做的职务，哪怕是一家也好。就算没寄简历表也没关系，首先针对那些有可能性的工作机会，先进行调查。

和恋人吵架了，如果不想和对方分手的话，即使认为"自己并没有错"，不妨由自己发出道歉的电子邮件试试看。相反地，想要和对方分手却拖泥带水，那么就发一封分手信吧。

如果在意的是考试，那么就试着做做模拟试题，就算是一题也好。

当然，自己不想做的事非做不可，可能也会觉得痛苦，那么试着思考看看，这么做会得到什么好处。如果那些好处，对你来说没有任何魅力的话，那么不妨思索该怎么做才能放弃。

三更半夜，如果你所面临的问题，没有一样是在当下可以办到的话，那么试着想想看，明天应该要怎么做才好，顺便订下计划。

一旦认为"还有可以做的事"的无意识改变了想法，认为"能做的事都做了"，就算问题没有任何改变，你也可以睡着。为什么会这样呢？因为无意识会认为，就算你是清醒的，但你能做的事都做了。

另外，就算可以做的事无法全部做完，但只要让无意识知道，"已经开始做力所能及之事"，无意识就因此能安心入眠。

对于正面临的问题，如果你不愿付诸行动，无意识就会替你担心。只要你好好地面对问题，无意识就没有担心的必要。

与其熟读本书甚至是听CD，倒不如打开令人感到不安的窗帘，走出窗外确认。

"唯有良心的实际行动，才能让我们从义务的沉重负担中获得解放。"

这是一句我最喜欢的歌德名言。

沉重的负担没有必要一直背负下去。

★睡眠小叮咛：成功的条件

小时候，我的叔叔曾经对我讲了这么一段话。

"如果想要成功，有两件事一定要牢记在心。第一件事，不要讨厌会弄脏双手的工作。另一件事，要懂得如何与人相处。"

"不要讨厌会弄脏双手的工作，关于这一点只要努力应该可以办到。只是，要懂得如何与人相处，这点却是很困难。"当我听到这段话的时候，心里是这么想的。

后来我长大成人，参加工作，曾经跟随过很多上司。好几次，我深深感觉叔叔的话非常有道理。

无论一个人所处的位置有多高，能够和下属一起做事弄脏双手，善待下属，这样的人肯定会被他的上司和下属所信赖、所喜爱，最后一定可以出人头地。

相反地，在重要的时刻没有出手相助，只会责备下属的上司，一定会被人讨厌，永远只能当一位中阶主管。

"不要讨厌会弄脏双手的工作"，这句话的意思可以引申为，就算觉得麻烦，自己的事情还是要自己做。

另外，"懂得如何与人相处"这句话是指，站在对方的立场才能获得人心，我想应该是这样的。

第3章

睡眠到底是什么？

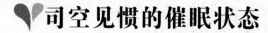司空见惯的催眠状态

听到"催眠"这两个字，我想首先大家脑海中最先浮现的，应该是经常在电视上所看到的催眠术节目。催眠师对演出者进行催眠之后，让他睡着并开始对催眠师的话有所反应。被催眠的人开始津津有味地吃着平日讨厌吃的食物、身体变得僵硬而无法动弹，甚至有情感被操控的状况。光是看电视，会觉得催眠就像是魔法一样，而也因为景象太过不可思议，不少人会认为这一切都是事先安排好的。

另外，大家对于催眠的刻板印象应该是，催眠师用怀表在被催眠者的眼前左右摇摆，并下指示"你慢慢地睡着了……"这句话就像咒文般，一说出口对方就睡着了，并开始听从催眠者的指示。

电视的催眠节目是否是事先安排？又或者光是靠怀表左右摆荡就真的能进入催眠状态？这个部分，我们先姑

且不论。而这个"看似睡着的状态",为了方便起见,我们先将它称之为"催眠状态"。为什么我会说是"方便起见"?因为对于"何谓催眠"的这个问题,专家之间的见解也大相径庭。有人认为所谓的催眠是指"意识处于特别状态之下",但也有人认为催眠"不过是必要的条件"。因此,简单地将"看起来很像睡着的状态"称为催眠,其实严格说起来并不正确。我想,正在学习催眠技巧的人,应该也会有许多人不认同这样的定义。

本书的目的并非是在讨论催眠的定义,而是讨论如何利用催眠来解决失眠问题,以下的说法或许有一些语病,但本书所指的"催眠状态"是"看起来很像睡着的状态"。

(另外,以下关于催眠的解说,或许从专家的角度而言过于粗略,但本书的目的并非是在定义何谓正确的"催眠",而是在于"如何拥有好的睡眠"这件事,因此如果大家能把本书中的所指催眠,当作是为了睡着的暗示,本人将感到十分荣幸。)

无论是电视上的催眠术,或是看着钟摆念着咒语的催眠方式,普通大众都认为催眠是一种非常特殊,而且是

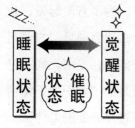

催眠状态处于
"觉醒"和"睡眠"之间

非常超自然的精神状态。可能也有人认为，被催眠之后就像机器人一样，所有的行动皆被人操控，而无法拥有个人的意识，自己不再是自己。甚至也有人认为，被催眠的人宛如是被人洗脑的忠诚信徒，或许也有人会担心，一旦被催眠之后，可能再也无法从催眠的状态中清醒。

上述的这些想法其实都是错的，催眠不但不特别，而且是我们每个人每天都会有的经验，其实是一种司空见惯的状态。

现在，你的意识处于"觉醒状态"。换言之，你是清醒的。

今天早上，在你睁开眼睛之前，人到底在哪呢？答案是"睡眠状态"。换言之，你在睡觉。

"催眠状态"正好位于觉醒状态和睡眠状态之间。当我们的觉醒度下降时，人的意识正从觉醒状态移到催眠状态，当觉醒度更往下降时，则是从催眠状态移到睡眠状态。

英文的催眠称为"trance"，这个词本来是拉丁语，意指"移转"。

以"trans-"这个接头语为首的英文单词，其实还不少。比方说，transport（运输）、translation（翻译）、transit（转乘）、transform（变形）等，从某个状态转移到另一个状态，这种概念的单词就会加上"trans-"这个字。

换句话说，所谓的催眠状态指的是从睡眠到觉醒，又或者是从觉醒到睡眠时的一种"转移过程中的状态"。

因此，催眠状态绝对不是特殊的状态。

起床时的轻飘飘感

今天，其实你已经体验过一次催眠。如果要问我是在什么时候，答案就是早上起床时。

早上，当你睁开双眼，或许只有那么一瞬间，就是催眠状态，因为人一定要通过催眠那一层才会醒来。

请你回想早上醒来的那一刻。

听到闹钟的声音，伸手把闹钟给关掉。你一定不是从那个瞬间就突然清醒，而是在睁开双眼后，意识仍处于模模糊糊之中。感觉整个人轻飘飘的，身体相当无力。如果闭上眼想要继续进入梦乡，应该可以简单办到。

而起床时的轻飘飘的感觉，正是催眠状态。

同样地，晚上入睡时，每个人一定会通过催眠那一层才能真正睡着。

一边看着电视，一边在睡意来袭开始打盹，双眼看着书却很想睡，书中的内容完全记不住，同一行反复看了好几次，虽然还有一些意识，但当无意识朝睡眠前进的瞬间，也是属于催眠状态。

催眠，其实就像是打瞌睡的状态。

♥为什么催眠对失眠有帮助

　　无论是催眠治疗师或是催眠师，在让对方进入催眠状态之前，会先进行一种称为催眠诱导的步骤。如果是自我催眠时，就得要自己为自己进行催眠诱导。

　　催眠诱导的目的在于降低觉醒度，因为一旦觉醒度下降，个人的意识就能从觉醒状态转为催眠状态。

　　"要是无法解除催眠该怎么办呢？"这是我经常被问到的一个问题，其实这样的担心是多虑的。催眠状态就如同"trans"这个单词一样，是一种"转移中的状态"，非常的不安定。如果无法解除的话，被催眠者要不就是已经睡着，再不然就是清醒过来，催眠状态是不可能会一直持续下去的。

　　对于那种已经进入催眠状态的人而言，如果持续对他施以催眠诱导，情况又会如何呢？答案是觉醒度会持续下降，那个人会通过催眠状态而沉沉睡去。因此，若要对某

人催眠, 一旦进入催眠状态之后就要暂停催眠诱导, 这是
最重要的。

　　在练习自我催眠或是让身体放松的休尔兹(Schultz)
自律训练法[①]时, 睡得一塌糊涂的人肯定大有人在, 其道理
也是相同的。因为人为的关系, 让觉醒度下降, 如果自己
无法阻止的话, 没有人有能力阻止。其结果, 将导致催眠
状态无法维持, 反而因此进入梦乡。

　　也就是说, 催眠诱导的技术到中途便要停止, 这其实
和让人产生睡意的方法是相同的。不同的是, 在途中是否
能靠意志力来停止。

　　学习自我催眠, 其实也就是学习入睡的技巧。

---

① 　休尔兹(Schultz)自律训练法: 是自我催眠的一项技巧, 它是由德国医
学博士休尔兹(J.H.Schultz)所开发出来的。

❤数到三，手就停住了

催眠就像是打瞌睡，是一种司空见惯的状态，将催眠术看作是魔法是错误的吗？电视上的催眠术，全都是事先套好招的吗？

"数到三，手就停住了。"

看着电视上的催眠术节目，催眠师才数到三，演出者的手也就真的打不开了。

电视机前的观众看到这一幕，都觉得"是被催眠了"。说不定，就连演出者也认为自己"被催眠了"。

常有人说这些都是事先套招（当然也有这种可能性），但大部分的状况并非如此，这些现象在生活中都是很容易发生的事。

这么说来，表演者的手张不开，的确是因为被催眠的结果吗？

但严格来说，也并非如此。

　　手之所以无法张开，并不是因为被"催眠"，而是因为被"暗示"手才张不开的。

　　"数到三，手就停住了"，这就是一个暗示。

　　催眠者因为接受了暗示，手真的就张不开。

　　在电视的催眠术节目上，所看到的手张不开的表演，被当作是展现"催眠之力"的表演，但其实就算不是在催眠状态下，演出者只要被暗示了，手也张不开了。说穿了，电视上的催眠秀，不过就是让被催眠者容易接受暗示的舞台设计。

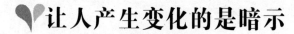让人产生变化的是暗示

就算是催眠专家，将催眠和暗示混为一谈的人也相当多，这一点实在令人惊讶。

因为对催眠的定义不同，而将催眠和暗示视为同一件事，并不能说是完全错误。但我个人认为"催眠指的是状态，令人产生变化的是暗示"，这样的区别方式，在催眠的理解上是很重要的。"暗示"和"催眠"是不同的概念，稍后我会针对这点来说明。

（在历史上，将"催眠"和"暗示"视为是同一件事，但却以不同名称来称之。另外，就广义的意义而言，将"回应暗示的现象"称之为"催眠现象"，将催眠和暗示视为同一件事，并非全然是错误的。然本书是以狭隘的意义，区分催眠和暗示，以广义的意义使用"催眠"这个字，这一点请读者了解。）

催眠不等于暗示，但也并非毫无关系。

两者之间的关系是，"催眠越深入就越容易对暗示产生反应"。

但催眠和暗示并非是完全相关，有时候就算进入深层催眠，对于暗示没有任何反应的状况也很多，相反地，也有几乎没进入催眠，却对暗示有所反应。

另外，依据每个人的情况不同，有些人很容易进入催眠，自然也有些人不容易进入催眠，有人很容易被暗示，当然很难被暗示的人也不在少数。

无论被催眠性（容易进入催眠的程度）多高，就算进入深层的催眠，被暗示性（容易被暗示的程度）越低，就越有可能不会轻易地对暗示有所反应。相反地，被催眠性低，就算完全没有进入催眠，被暗示性高，就算是很难的暗示，也会有可能出现反应。

❤ 在催眠状态下施以暗示的理由

既然如此，为什么人在催眠的状态下，变得容易被暗示呢？

举例说明一下，在购物回家的路上，附近邻居的小孩和妈妈两个人，迎面走了过来，请大家想象这样的画面。小孩很有精神地对你打招呼："你好！"你微笑地说了："你好。"

然后你想起手上的超市袋子里有巧克力，于是拿出来对他说："这个给你吃。"

小孩一脸开心地收下巧克力，这时小孩的母亲慌张地阻止了他。

"对不起，我只给小孩吃有机栽培的食物。"

这位妈妈虽然嘴上这么说，但脸上表情完全看不出有丝毫的抱歉。

在你理解原因之后，把巧克力放回袋子里。

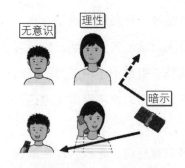

在催眠的状态下，理性的确认毫不管用，暗示直接传给了无意识

觉醒时的暗示，其实就如同这块巧克力一样，在到达给予的对象之前就被锁定了。

小朋友（无意识）有可能收下巧克力（暗示），但这中间还有母亲（理性）存在，会不断地确认这些东西对小孩有没有好处（理性的确认）。

当母亲判断这个东西是安全的，小孩就可以收下。如果母亲判断是危险的，那么小孩就无法收下。

所谓的催眠，就是这位母亲（理性）处于睡眠状态，又或者是母亲心思集中在其他地方，无暇照顾小孩（无意识）的状态。

比方刚才的例子，请大家想象一下，这对母子在行走的途中，突然母亲的手机响了，母亲就站在路旁，开始没完没了地讲电话。

小孩一脸无聊的表情，等着母亲讲完电话。就在这时，你刚好从这对母子的身边经过，你轻轻地点了点头，这位母亲也轻轻点头回应，但因为她忙着讲电话，所以对其他事物毫无关心。然后你从袋子里拿出了巧克力，交给了小朋友，小朋友开心地收下，因为母亲还没讲完电话，于是小孩就把零食给吃了。

在催眠的状态下容易对暗示有反应，是因为理性的确认过于松散。

我们会仔细听陌生人的话，但对自己所信赖的人，对方所说的话会无条件地深信不疑。理性会对不认识的人严格把关，但对自己所信赖的人，却较为松散，比较不会进行严格的确认。

催眠状态也是如此，在放松的时候，理性的确认较为薄弱，因此比较容易接受暗示。

★睡眠小叮咛：梦见想要做的梦

有一天，我无意间在电视上看到演员也是作家的岸田今日子谈到了，"要怎样梦见想做的梦"。我觉得那是一个非常有趣的方法，因此在此特地介绍给大家参考。

首先，人躺在床上闭上双眼，想象自己的右边和左边各有一根柱子（据说这两根柱子扮演了前往梦境的入口，也就是大门的角色）。

然后在两根柱子的中间，想象自己想做的梦的画面。包括场所、人、东西、状况等，尽可能地越具体越好。

在画面出现后，往左边的柱子前进，然后静静地抓住柱子蹲下来。

静待一段时间后，等待梦乡的瞬间到来，抓住这个时间点站起来，从柱子中间进入了梦中。

岸田今日子表示，"要如何抓住入睡的瞬间，是成功与否的重点"。

另外，太过忙碌或疲劳时，根本没有捕捉瞬间的多余时间，往往是一口气便坠入梦乡，因此这个方法要在时间上较宽裕时比较容易达成。

顺道一提的是，这个方法是岸田自己发明的。

当时我一边听着她的经验分享，一边想着这个方法也和自我催眠有共通之处，其实所谓的"入睡瞬间"，就是催眠状态。

第**4**章
你是不是也认为"一定要怎样"？

❤受暗示是什么样的感觉

　　我想正在阅读这本书的你，现在应该是清醒的。

　　"人类的睡眠越深入，就越容易对暗示产生反应"，这样的说法并非是完全正确的。就算不是处于催眠状态（换言之就算是清醒的），也很有可能会接受暗示。

　　在这里，想知道清醒的自己是否会接受暗示，做一个实验看看。

　　从现在开始，我会透过文章，对你施以暗示。

　　一旦我下了暗示，你的心中就会出现某种形象。心中出现的形象，无论大小都无所谓。

　　这不过是个实验罢了，成不成功都没有关系，请抱着轻松的心情来挑战看看。在进行这个实验之前，有件事情要跟你约法三章。

　　看完本书之前，绝对不要想到狮子。

　　尤其千万不要想起，狮子追着斑马的画面。

可以吗？你可以信守承诺办到吗？

刚刚，可能只有那么一瞬间，你的心里是否出现了狮子的模样？说不定，还是狮子紧追斑马的画面。

没错。刚才的你受到我的暗示了。

受到暗示就是这样的感觉，这与你的想法无关，就算你不是特意地去想，而是无意识的反应。

这是利用人类的某个特质所施以的暗示方法，我们称之为"逆转法则"。

人类是一种对于"禁止"难以抵抗的生物，就算是毫无兴趣的事情，只要人家说"不可以这样做"，就会很想尝试看看。同样地，也对"义务"的接受度很低。无论是多么喜欢的事情，只要某件事情一旦成为义务，必须在每天固定的时间，进行一定时间的长度，渐渐地也会产生厌恶。

也就是说，"不要想狮子"这句话，其实是"请你想狮子"的暗示。

如果我希望你能全神贯注地看这本书，完全不希望你会想起什么狮子的话，我在这里就不应该提到"狮子"这个词。只要我不提到"狮子"这个词，恐怕你将整本书看完之后，脑海里从来没想过狮子。

但是，因为我要你想到"狮子"，所以写了"希望你不要想到狮子"这句话，当你看到这句话的瞬间，你的脑海里闪过了狮子的画面。

　　人类每天在不知不觉当中，犯下了这样的错误。

减肥的陷阱

有一位女性下定决心想要减肥，她首先限制了主食以外的卡路里摄取量，然后决定不碰甜食。

她的减肥计划顺利地进行着，就在她戒掉工作空当的零食和餐后甜点的几天后，她的体重开始往下降，虽然幅度并不大，但她确实发现体重减轻，腰也变细了。

周末，朋友来家里玩。那位朋友并不知道她正在减肥，在车站前的蛋糕店，买了两块蛋糕来。"这个蛋糕看起来好好吃，我特地买来想和你一起享用"，朋友一边说，一边把蛋糕拿出来放在桌上。

当她看到蛋糕时，内心里反射性地想着"绝对不能吃"。如果现在吃了蛋糕，好不容易才看到效果的减肥计划会因此中断。体重可能会回到原来的数字，说不定会因此感到挫折。她的内心激烈地纠葛着，不断告诉自己"不可以吃、不可以吃"。

你认为她最后怎么做了？

当然，她还是把蛋糕给吃下肚。

"这是朋友特地买来给我吃的蛋糕。"

"才吃一个应该没关系。"

"要是让朋友知道我在减肥，实在很丢脸。"

她在心里不停地替自己找了许多借口，最后还是把蛋糕吃下肚。

但是，仔细一想，这样的行为实在很矛盾，因为她明明知道，"蛋糕是不能吃的"。为什么会出现这样的矛盾呢？

其实，"不可以吃"就是"请吃"的暗示。

"不可以吃"这句话，其实还隐藏了另一个意思，那就是"我要吃蛋糕"。因为嗜吃蛋糕的人，所以才会有"不可以吃"这样的想法。

如果是讨厌蛋糕的人，看到蛋糕根本不会有"不可以吃"这样的念头。他们只会有不想吃、蛋糕让人不舒服或是没有任何反应，但绝对不会是"不可以吃"。

就是因为想吃、但又不能这么做，所以才会浮现"不可以吃"这样的想法。"不可以吃"这样的想法，其前提是认定自己就是"要吃蛋糕的人"。而这个前提就是暗示，深入自己的心中。

因此，"不可以吃、不可以吃、不可以吃"，越这么想的人，其实就是在下"自己是要吃的人、自己是要吃的人、自己是要吃的人"这样的暗示。

话语背后的意思成了暗示

有时候话里会隐藏着另一个意思。

表面的话意，因为受到先前所说的理性的确认所影响，在理性不希望的情况下，无意识是不会进入的。

但是，背后的意思则是跳过了理性的确认，直接传递给无意识。

就算不进入催眠状态，也可能对暗示有反应，就是这个原因。

上公共厕所时，会看到贴着一张"感谢您维持厕所整洁"的字条，这其实也是一种暗示。

如果纸上的内容写着，"请维持厕所整洁"，理性对于这句话，听起来就像从"维持厕所整洁"和"不维持厕所整洁"这两个选项当中，选择其一。说不定，理性会因为麻烦，而选择了"不维持厕所整洁"。

但是，"感谢您维持厕所整洁"这句话的背后，包含

56

着"你已经维持了厕所的整洁"的意思。正因为如此，所以才跟您说"谢谢"。

　　这句话是以已经维持厕所整洁为前提，理性也就没必要选择是要维持厕所整洁或不维持厕所整洁，脑海里只会想到"要维持厕所整洁"。

　　像这种话中有话，以某种情况为前提的话，跳过了理性的确认，是有可能成为暗示直接传达给无意识。

越想要越是得不到

"一定要——"的想法，对人有正面的鼓励。

说不定你一直以来也抱着这样的想法。

一定要有很多朋友。

一定要待人亲切。

一定要快乐地工作。

一定要成功。

一定要戒烟。

一定要瘦下来。

一定要找到很棒的恋人。

一定要爱家人。

一定要成为有钱人。

一定要受人尊敬。

一定要健康。

......

若真的要举例简直是不胜枚举。

这些想法要是实际上都能发生，的确是一件非常棒的事，希望心想事成绝对不是错的。但是，"一定要——"的想法，却是非常危险的。

为什么我会这么说，那是因为当你想着"一定要——"的时候，你也就承认了自己并非如此。然而越这么想的时候，"无论怎么努力却也达不到"这样的暗示，也就趁虚而入了。

不吸烟的人不会想着，"一定要戒烟"。

工作愉快的人也不会想着，"一定要快乐地工作"。

当你这么想的时候，也就承认了自己无法戒烟或是工作不快乐。当你越这么想，也就是强化了无法戒烟、工作不快乐的自己。

极端而言，当你想着"一定要——"的时候，只不过是一种想象的训练，想象自己成为相反的自己。

睡不着觉的夜晚，总是焦虑地想着"要快点睡着"，这同样也是反效果。

"一定要睡着"，当你越这么想的时候，就是承认自己睡不着，对自己下了睡不着的暗示。

什么样的时候，会出现很想睡的状况？

会议中、明天之前一定要把作业写完、听着无趣的演讲时等等，是不是会有"不可以睡！"这样的感觉。

"不可以睡！"这样的感觉，就是承认自己有可能会睡着，是一种想睡的暗示。

想要睡着的提示，就在这里。

想要消除失眠，必须要停止"一定要睡着"这样的想法。

★睡眠小叮咛：不被背叛的生存方式

你认为"背叛"是什么意思？

"被信任的人背叛了"，这句话经常听到人家说。但是我每次听到这句话，总是似懂非懂。

如果是"被骗了"，这句话我倒是能理解。但是，"被人背叛"到底是什么意思呢？

我翻了字典找到"背叛"这个词，大概是这么解释的：

①〔破坏约定、承诺〕背着自己人靠向敌人。违背反叛。

②〔与预期不符〕出人意料的结果。

以上是字典上的说明。

我能够理解①的意思。战争中的反叛行为，应该就是这样的意思。破坏原有的同盟关系，反过来攻击盟军，这样的行为称之为背叛，是卑鄙的。

但是，"被信任的人所背叛"这样的情况，

其实并非是投靠敌人，既然如此应该是属于②的意思。

换言之，期待"这个人为自己这么做"，但对方却有违你的期待没有这么做，这样就叫做"被背叛"。从今天起这个人就成了"背叛者"或是"卑鄙者"。

就算如此，那又怎么样呢？

当然，我可以理解"被背叛"的人的心情，但我个人并不喜欢这个词。

自己擅自期待对方有什么反应，但结果不如你的想法，就说自己"被背叛"……

深入地追究，其实只是你并没有真正了解对方的想法而已。

"被背叛"这个词，简直就是把对方当作罪犯来看待，让自己觉得很惨，进而让两人的关系难以修复。

因此，别再讲"被背叛"了，换成破坏约定、遭人冷淡对待、对方不愿倾听自己的想法、被人欺骗，这样的说法，你觉得如何呢？

第5章

来体验催眠吧

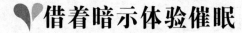借着暗示体验催眠

催眠到底是什么？在学习借着自我催眠入睡法之前，我想要让大家体验一下，好对催眠有比较深入的理解。

就如同我之前所说的，催眠并非是特别的状态，很像是打瞌睡。因此，有时候要察觉自己是否进入催眠状态是很难的，进入催眠状态和能够察觉自己正在催眠并不是同一件事情。

相机的电池是否有电，光看外表是看不出来的。但是，只要打开相机的电源键，就能够确认。催眠也是相同的情况，想要察觉自己是否进入催眠，只要试着给自己一个清醒时不会接受的暗示即可。如果对暗示有反应，就能确认自己是进入催眠状态。

"在其他地方接受催眠疗法，却不知道自己是否进入催眠状态，因此想要来这里再试试看。"来到我的咨询室接受咨询的人，有不少人都是这么说的。

有些催眠治疗师认为，用于检验催眠状况的暗示如果进行得不顺利，会成为破坏彼此信赖关系的原因，因此有些人不会进行这样的暗示。但有些"对催眠不是很了解"的人，却会因此而了解并完全接受催眠。

对于这样的人，如果给了一个"无法从椅子上站起来"的暗示，被催眠者体验到无论自己多么努力，但真的就是无法从椅子上站起来，这时才有了"自己被催眠了"的实感。

当然，相较于催眠特有的朦胧感觉，若是有"原来这就是催眠"的认识，就算不以暗示来确认，也可以自我察觉是不是进入催眠状态。在这里体验简单的暗示，多多少少有助于实际感受催眠的世界。

为各位介绍几种催眠的方法。

每个人的想象力和被暗示性都不尽相同，无法对所有暗示都有反应，这也是当然的。大家放轻松，以玩游戏的心情来试试看。

闭上双眼出现很多的想象，阅读文章之后再体验是最理想的，记不住的话，就中途睁开眼睛，再确认一次做法。

　　一旦开始体验催眠，觉醒度会开始下降，感觉身体沉重昏昏欲睡。体验催眠必须要在就寝前进行，在体验之后，顺势入睡。顺道一提的是，我并没有记述解催眠（从催眠中清醒）的方法。安稳的睡着是最好的解催眠方式，因为不完全的解催眠方式有时是危险的。

简单的自我催眠

在体验暗示之前，先用简单的自我催眠，让觉醒度往下降吧。

接下来依照1至9的顺序做，就是进入自我催眠的一个方法。首先阅读过一遍，好好地记住做法之后，再根据指示依序进行。

1.尽可能舒服地坐在椅子上，请确认就算放松全身的力量，身体也不会从椅子上跌下来。

2.打开右手的手掌，朝向自己，将手往上举高稍微超过头部的高度。头往前方看，视线稍微地往上，注视自己的右手手相。左手轻松地放在大腿上。

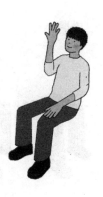

3.注视着自己的手相，慢慢地呼吸二十次。这个时候，每次吐气时，便在心中从二十倒数到零。慢慢地吸气、慢

慢地吐气"二十"，慢慢地吸、慢慢地吐"十九"，慢慢地吸、慢慢地吐"十八"……这样的感觉。

4.看着自己手相的同时，倒数数字，眼皮逐渐地越来越沉重，闭上眼的瞬间变多了。另外，感觉到自己的眼皮往下掉，睁开眼睛变得越来越困难。这叫做凝视法，"注视某一点，让视觉神经变得疲劳，进而进入催眠状态"的生理现象。尽可能不要移动视线，注视着某一定点是这个做法的重点。就算想要闭上眼睛，但也要努力坚持到数字数完。

5.数字倒数完毕后，看着自己的手相，慢慢地将手掌靠近自己的额头，当手碰到额头时闭上双眼，最后手掌完全紧贴在额头上。

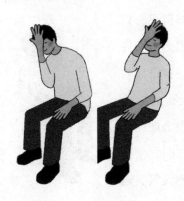

6.维持上述的姿势，让手肘往下碰到身体为止，将头部朝下。

7.闭上眼睛，与步骤3相同的动作，慢慢地呼吸从二十倒数到零。每当数字少一，身体就会更放松，头部变重，以右手来支撑头部。说不定，身体会往前方倾斜。但还不到从椅子上掉下来的程度，尽可能地放松身体。

8.数字数完之后，右手离开额头，头部保持下垂的姿势，右手也放在大腿上。然后，试着感受右手和左手的感觉有什么不同。你可能会觉得右手比左手重，或是温度比较高。另外，可能有些人会出现让人感到舒适的麻痹感。就算是极小的变化也没关系，请你努力地感觉两手之间的差异，而且这个差异也将逐渐转大。

9.在你充分地感觉到两手的差异后，最后再一次，慢慢地深呼吸同时从二十往回数到零。等到数字数完后张开眼睛，站起来。这时，你可能会感觉到身体十分沉重，可能会想睡觉，而这就是催眠的感觉，请保持这样的状态进行接下去的暗示。

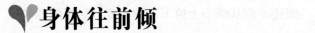身体往前倾

　　首先，请你站起来试着做出身体往前倾的动作（膝盖伸直身体往前倾，手指往下的运动）。当身体往前倾的同时，请确认自己的指尖能到哪里。

　　确认了之后，请直立闭上眼睛。

　　然后反复深呼吸十次。

　　这个时候，每吐一次气身体就会变得柔软一点，请在心中想象着，自己的指尖要比刚才又更往下了。

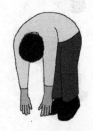

　　如果指尖碰不到地上的人，请想象指尖碰地。如果指尖能碰地的人，则想象着自己的手掌能完全贴在地面上。

　　十次结束后，睁开双眼。然后大大地吸一口气，慢慢地吐气，再一次做身体往前倾的动作。

　　然后，仔细观察看看这一次和上一

次，两次之间到底产生了什么样的变化。

　　（有没有发现自己的指尖往下的程度超过了第一次？）

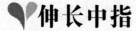伸长中指

以最舒适的状态坐在椅子上。

以掌纹对掌纹的方式，将两只手合掌。

看看自己的中指，我想应该可以看出左右两手，到底是哪只手的中指比较长。（如果两只手的中指一样长的话，请跳过这项体验）

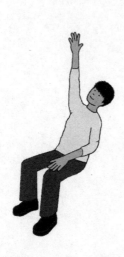

分开两只手，将中指较短的那只手举高，将中指朝天花板的方向伸长，尽可能地将手腕打直。

这时，请一边注视着中指，想象着中指不断地往上延伸就要碰到天花板。

充分想象之后将手放下，再一次像刚刚一样双手合掌。

这次请观察看看，哪一只手的中

指比较长。

　　（有没有发现刚才比较短的中指，这次变长了？）

♥手指之轮

　　轻轻地张开左手。

　　请想象一下，食指和大拇指之间的指纹部分，涂上了厚厚一层的强力胶。

　　接着，将食指和拇指以指纹对指纹的方式，紧紧地密合。尽可能扩大两指密合的面积，两指之间不要有空隙产生。

　　接下来，尽可能地让指尖出力，食指和大拇指强力地彼此互压，用力、再用力，用力到连指甲都变白。

　　维持用力的状态，注视着大拇指的指尖，心中不断地反复念着"手指黏在一起，变硬，不要分开"。这时不要想着其他的事情，脑子里全是刚才那句话，同时加快速度反复念着。

　　"手指黏在一起……变硬……不要分开……"
　　请感觉每吸一次气，手指的力量就越强。

　　过了一会儿，从某个瞬间开始，手指就真的黏在一起分不开了。当你有这种感觉时，就请慢慢地分开手指，绝对分不开。

　　确认了手指无法分开后，在心里默念着"放松力气"，同时请大动作地摇晃着手，手指自然就会分开回复原来的状态。

水桶

首先将手掌朝上，左手腕与肩同高并且往前伸直。

接着闭上眼睛，请想象手掌上有一个空水桶的握把。在想象出现之后，请慢慢地握住手把。

水桶里有水管，水管的另一头接着水龙头。维持闭上眼睛的状态，以右手将水龙头的开关开到最大，一开始很轻的水桶，会因为水的注入而慢慢变重。

然后请感觉自己的手腕正逐渐往下垂。

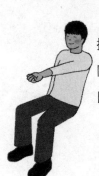（手腕有没有因为水桶的重量而往下掉？如果没有往下掉的话，请将右手腕也同样伸直，感觉一下自己的左手腕是不是比右手腕来得重。）

♥ 气球

两只手肘悬空，两只手往前伸与肩同宽。（摆出"稍微往前看齐"的姿势。）

闭上双眼，将意识放在手掌和手掌之间。

然后想象一下在手掌和手掌之间，有一个正要开始膨胀的气球。

从现在起要将气球灌入空气，让气球变大。

首先请大大地吸一口气，这个时候请感觉到自己的肺部正在膨胀。

接着，当这一口气已经到了极限再也无法吸入更多气时，让嘴巴变小，"呼"地吐气。吐出来的气，全都进入了开始膨胀的气球里。随着气球的膨胀，两只手慢慢地朝左右拉开。

等到气息完全吐出后，再度大大

地吸一口气。然后把嘴巴变小，像刚刚一样地把气给吐出来。

　　气越吐，气球变得越大。请持续对着气球注入空气，一直到两手张开到不能再张大为止。

　　（有没有感觉到，吐气的时候，两只手被气球压着往外张大？）

♥ 柠檬

请闭上双眼，想象一下以下的画面：

在你眼前有个柠檬，然后你拿刀将柠檬切成两半。

（请实际动手，想象柠檬被切成两半。）

切开柠檬之后，四周在瞬间充满着酸酸的味道。

柠檬汁四处飞溅。

请用右手拿起半个柠檬。

维持闭眼的状态将头朝上把嘴打开，把柠檬放在嘴巴上方，请用力地挤柠檬。

柠檬汁滴到嘴巴里，柠檬的酸味在嘴里散开。

这是一颗非常多汁又酸溜溜的柠檬。

（是不是感觉嘴里充满唾液？想象力强的人，或许还可以闻到柠檬的香气和酸味。）

♥两手的温度

请闭上双眼，想象一下眼前有两个水桶。

左边的水桶，里面装着从浴缸里舀出来的温水，然后将左手放入温水中，这时左手感到非常温暖。每次吸气，左手会越来越热。请仔细地感觉左手的那种热度。

将左手仍放在水桶里，看着右边的水桶。

右边的水桶里，装了有很多冰块的冰水。这次，将右手放进冷水里。在放入的瞬间，感觉到非常冰冷，甚至会冷到发痛也说不定。每次吸气，右手就会越来越冰，很想把手从手桶里抽起。

（有没有感觉到左手比较温暖？）

快乐的回忆

　　请闭上双眼，回想一下人生中最快乐的一段回忆。这是一段快乐得会让你想要回到当时的回忆。花上几分钟的时间，尽可能地在你心中描绘出那段回忆，而且越鲜明越好。

　　首先回忆一下，自己所看到的东西。如果是在户外的话，四周的景色、建筑物、天空的颜色等等。如果是在室内的话，室内摆设、照明的强弱、墙壁的颜色等。

　　此外，还有在你身旁的人所穿的衣服或是自己的服装、随身携带的东西等，尽可能巨细靡遗地想出来。如果无法顺利回想的话，不足够的部分可以用想象的方式弥补。

　　接着想象看自己听到了什么。自己所在的场所是不是有音乐？还是听到了风声？身旁的人的讲话声、街上的嘈杂声、冷气声……把当时所听到的声音，在心中重现一次。

　　最后回忆起身体的感觉，当时的气温是温暖？还是凉爽？还是不冷也不热刚刚好？有没有风阵阵吹来？还包括了心里那种兴奋的感觉、放松的感觉，试着感觉所有的一切。

　　花上一点时间，真实地描绘那段回忆。而这份快乐的心情，会让心灵苏醒，请好好地感受这一切。

　　在尽情地感受快乐的回忆后，请想象一下回忆的画面下方有一个音量。音量的大小从一到十，现在声音大小的刻度指在五的位置。

　　将音量慢慢往左移，将刻度的数字往下调。随着刻度的数字变小，心中的画面会稍微褪色。光线的对比也会往下降，由明亮转为黯淡，影像也渐渐变远至越来越小。出现改变的不只有影像，声音也会变小。心里和身体所感受到的感觉也会转弱，最后将音量调到一。

　　这么一来，可以明显感受到，先前所感觉的快乐心情，也会随着调降音量慢慢变小。看来，音量的数字，也代表着快乐的指数。一开始，刻度在五的快乐心情，现在只剩下五分之一。

接下来，再一次握住音量开关，这次慢慢地往右移。就在这同时，心中的画面再度慢慢地变得清晰。光线的对比也跟着往上，明亮度增加，画面也逐渐靠近，越来越大。声音变大之后，身体和心里所感受的感觉也变强了。

当指标来到刻度五，回到最初所想象的快乐心情。紧接着，继续调高刻度，快乐的心情将比刚刚来得更大。最后，将指标移到了十的刻度。

你会清楚感受到，快乐的心情是最初的两倍。这时，临场感增加，宛如自己现在就在那里。

请好好地品尝这快乐的心情。

（是不是体验到了，只是想象着自己扭转旋转音量开关，就能控制自己的感情？）

❤体验的暗示

对于从来没有弹过钢琴的人，突然要他"弹一首肖邦"，根本弹不出来。但是，如果从拜尔开始练习的话，或许假以时日，他就会弹肖邦名曲。一开始，从眼睛看着音符，将每个音念出来，数着音符的长度，慢慢地敲着键盘的人，经过不断地练习，假以时日也会变得只要看乐谱，手指立刻能在键盘上飞舞编织出旋律。

催眠也是如此，就算一开始不顺利，经过练习之后，慢慢地掌握诀窍，就能顺利地进入催眠状态。

那么有人会问，想要体验催眠，应该要做哪些练习才好呢？

最有效的就是，"假装自己进入催眠状态"。

人是非常不可思议的，假装久了也会成真。假装自己在笑，结果真的觉得很有趣。觉得"事态严重"而假装生气，到最后真的生气了，相信大家都有类似的经验。假装进入催眠亦是如此，假装自己的催眠体验很顺利，结果真的对暗示产生反应。

我举"气球"的例子来说明。

请试着假装看看，将气吐出来的时候，被气球压住的两手自己会张开。配合着吐气，实际上手会往左右移动。然后心里的眼睛注视着想象中的气球越变越大，请好好地体会这样的感觉。

当双手张到不能再张大时，张开双眼确认双手的确张开了。然后再一次闭上眼睛，从最初的动作开始练习，同样的流程请反复练习。

之后，再一次挑战"气球"。

身体的反应会比练习前来得强，实际感觉到两手自动地且持续地动作。

一开始就算有意识也没有关系，手之所以会张开，有五成的原因是自己下意识的动作。但是，剩下的五成是无意识对暗示产生反应而动作。

好好感受这样的感觉。实际上，双手会动的原因到底是哪个部分有意识？哪个部分又是对暗示产生反应？没有人知道。说不定，暗示的成分远远超过自己所想象的。

每练习一次，意识的部分会减少一些，暗示的部分会增加一些，这样就可以了。

　　其他的体验也可以利用假装的方式，让自己越来越熟练。

　　"不动身体的体验，要怎么假装呢？"或许有人会这么想。其实，非常简单。

　　比方说"柠檬"的体验，就假装味道很酸。请装出吃到酸的食物时，脸上是什么表情，试着说"好酸喔"。

　　而"手指之轮"的体验，请假装手指头无法分离。试着装作右手想要分开，却因为太硬而分不开。心中试着产生"怎么办？分不开！"这样的焦急情绪。

　　人的身体，几乎都会因无意识地自动操作而行动。

　　走路的时候，你不会不断地想着"接下来要抬右脚"或是"脚跟一定要先着地"。就算脑海里在思考其他的事情，无意识会自动地让身体行动，一路走到目的地。

　　在汽车驾训班学习开车的时候，下意识地看着镜子，一边确认安全再小心驾驶。开了几年的车之后，会无意识地确认镜子，反射性地脚踏刹车。

　　生平第一次碰到电脑的人，寻找键盘上的文字、确认之后再打电脑，等到打字熟练后，只要脑海里思考着文章，手指头就会自动在键盘上移动。

　　就算一开始是下意识地动作，慢慢地交由无意识来控制，进而由无意识自动操控。

　　对于暗示的反应，亦是如此。

　　在反复练习的过程中，无意识会自然地有所反应。

★睡眠小叮咛：少了你我也不会伤脑筋

有一种人，无论你对他说什么，他都会立刻给否定的答案。只会不断找茬，从来不把对方的话给听完，老是摆出一种从上俯瞰的姿态，对于自己身边的人，不打算去相互理解也不肯靠近。

如果你的周遭也有这种人，因为对方的关系，让你对自己失去自信，那么你不该再继续跟这样的人在一起。

因为那个人的身上有一种危险性，会让你在不知不觉间，造成难以弥补的不幸。

如果那个人，对你而言是不可缺少的话，会尤其危险。当他嘴里所说的跟所做的行为出现了矛盾，这个矛盾可能会让你的心灵生病。就算幸运地，你没有因此而心灵生病，但你可能已经被洗脑了，完完全全地依赖着对方。

在无法逃脱的状况下，长期被这样的矛盾所

洗脑，内心的矛盾，恐怕也不再是矛盾了。

举例而言，和有暴力倾向的恋人交往的女性，因无法脱离"恋人"的关系，面对着对方口口声声说"我爱你"，却又"暴力相向"的矛盾。如此一来，这位女性的心里，为了要消除这样的矛盾，会开始将对方的暴力视为是"爱情的表现"，就算被揍也不会觉得痛，盲目地相信对方的话，一味地不断地责怪自己。结果，被对方洗脑、依赖对方，甚至没有心灵了。

善于逢迎拍马，态度轻浮不庄重，光是会纸上谈兵的人，其实根本是半桶水响叮当的家伙。

要求你给予意见，当你回答之后，却单方面地否定你的人，他其实只是想要控制他人，否定你这个人，会让他的心情大好。

认为别人帮助他是理所当然的人，对他人提出无理的要求，要是无法让他满意的话，就会歇斯底里地责怪别人，这种人的存在对你而言，不过就是只会带给你害处的寄生虫。

因此，请你拿出勇气离开这个人吧。

其实，就算他不在你身边，你也可以活得好好的。

或许一开始，你会感到惊慌失措，但要在现实社会生存下去，你必须要克服寂寞变得坚强才行。

你现在为了那个人而伤神，但请你仔细思考。你真的需要那个人吗？对方的离开，真的让你伤脑筋吗？

遗憾的是，在人际关系当中"伤脑筋的那一方就是输家"。

因此，别再继续当输家了，在你的心中对着那个人大声地说出："少了你我也不会伤脑筋。"

透过这样的宣言，你就此获得自由。

你的人生是你自己的，没有必要为其他人而活。

就算从此要孤独一人，也不要因此而害怕。因为真正的人际关系，只存在于能够独立生活的人之间。

第6章

为了入睡的自我催眠

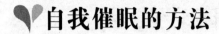自我催眠的方法

从这个章节开始，终于要开始学习以入睡为目标的自我催眠。

为了让无意识很快就能捕捉睡意，在此介绍三个自我催眠的方法："阅读自我催眠法"、"倾听自我催眠法"、"想象自我催眠法"。

"阅读自我催眠法"，就是利用阅读书本来产生睡意。

请在就寝时，在床上阅读。因为是在眼睛张开的状态下进行，所以无须勉强自己要入睡，把阅读自我催眠法，当作是其他两项自我催眠法的热身活动，也请各位抱持着这样的心情来进行。

开始阅读后可能会立刻出现睡意，也可能要过一阵子才会有睡意。一开始视为想象的练习，在心中描绘书本内

容的情境，慢慢地进入书中的世界。

当睡意出现时立刻阖上书本，改以"倾听自我催眠法"又或者是"想象自我催眠法"，继续进行下去。

"倾听自我催眠法"，收录于附赠的CD中。关掉电灯、闭上双眼后开始听CD。如果是戴耳机倾听的话，最好选择就算直接戴着入睡，耳朵也不会痛的内塞式耳机。

先采用"阅读自我催眠法"之后再听CD也没关系，直接采用"倾听自我催眠法"也可以。

催眠的进行是一段长时间，请在完成所有准备后再开始听CD，如此一来，就算中途睡着也没关系。（音响的睡眠设定等）

"想象自我催眠法"，是指让觉醒度下降的想象方法，之前已经介绍过好几个，请事先熟记催眠方法后再上床。

不要想一次就做完所有的催眠方法，每个晚上请只要选择一项进行就好。

只是进行"想象自我催眠法"也没关系，先利用"阅读自我催眠法"让觉醒度下降，再采用"想象自我催眠法"，会更具效果。

自我催眠前的注意事项

无论你采用哪一个自我催眠法，请不要在脑海里想到"睡觉"这件事。

反而是要抱着看到最后、听到最后、想象到最后这样的心情来进行。享受催眠状态的心情越大，就会越顺利。

催眠状态要比觉醒状态更接近睡眠状态，就算早上起床后还留着催眠的晕眩，但身体和心里的疲累，却是获得充分的慰藉。进入催眠的状态后，没有必要勉强自己入睡，请抱着享受催眠一整晚的心情来进行催眠。

如果，心中有任何烦恼或是在意的事，请针对自己所烦心的事采取行动后，再进行自我催眠。

任何简单的事情都可以，目标不需太过远大，而是选择那些现在可以办到的事情。

如果只是因为嫌麻烦或是不安等理由而一直逃避的事情，从现在起，请不要再逃避了，试着往前迈进，即使只有一步也好。任何细小的事情都可以，无意识要是知道你自己决定行动了起来，也会安心。

如果还无法付诸行动，只是做个"决定"也可以。虽然没办法当下立刻行动，但是决定在明天或是下个礼拜，又或者是下个月这么做。

对无意识而言，最重要的就是当下，不是过去、也不是未来。当下这个瞬间，是不是很安心？心情是不是很轻松？这是最优先的事项。因此，请在这个瞬间，让无意识感到安心。

或许有些人会认为，"就是办不到才痛苦啊。"

如果不知道该做些什么才能感到轻松，不知该做出什么决定才好的话，不妨花个五分钟坐在椅子上，针对自己在意的事情，认真地思索。这次你要选择不逃避，好好面对自己的问题。这么一来，内心的不安会涌上心头，请好好品尝这样的滋味。就算你可能会因此而流泪，那就尽情地哭吧。

将内心的苦恼从不安的情绪中解放，该采取什么样的行动？该做什么决定？或许无法马上就知道答案，但某些想法会浮上心头。这个想法，可能是你从来没想到过的。请准备好纸笔，将你所想到的事情立刻写下来。荒唐的想法、矛盾的想法、不完全的想法都可以。如果没有任何想法，就以文章来描述自己当下的心情。虽然只是这样做，但你的无意识已经确实知道，你要动起来了，让你从不安的情绪中解放。

就是因为无意识感觉"可能还有什么事该做而没有做"，人才会因此睡不着。如果无意识也认为，"已经没有别的事可做了"的话，即使实际状况没有任何改变，人也会安然入睡。俗话说"尽人事听天命"，将所有可以做的事情都做了，剩下的只能交给老天去安排了。

请不要忘记与其自我催眠，倒不如让无意识知道"自己为了解决问题而行动了起来"，反而更容易入睡。

就寝前尽可能地提高自己的体温，沐浴后的三十分钟内上床是最理想的。

就寝前看电视、电脑或是手机的荧幕，会让神经亢奋。想看电视、电脑或是手机就先看了，把想做的事情先做了之后再洗澡。洗完澡后，请直接上床去吧。

就寝时习惯开着夜灯的人，将常见的黄色灯光换成蓝色的灯光，更具有催眠效果。因为一旦四周变暗，眼睛的瞳孔会放大，常用的黄色灯光，会让某些人感到刺眼。

另外，蓝色的灯光也具有安定神经的作用。因此，蓝色的夜灯才更具效果。

上述的内容摘要如下：

·不要想着靠自我催眠而入睡，而是要抱着享受催眠的心态。

·对于生气或是在意的事情，要有所行动后再入睡。

·就寝前先洗澡。

·就寝前请勿看电视、电脑和手机。

·夜灯（就寝时所使用的照明设备）请采用蓝色的灯光。

准备就绪了。

立刻就开始进行自我催眠吧。

第7章

阅读自我催眠法

♥准备运动

现在，假设你是躺在床上看这本书。

那你是脸朝上看书？

还是侧躺着看书？

我们接下来要在床上进行睡眠前的准备运动。

如果你是脸部朝下，将手肘立起来看书的话，请维持这样的使力方式不要改变，将姿势朝上即可。

如果是侧躺阅读的话，在准备运动的期间，也请将脸部朝上。

依照顺序让身体使力，如果身体出现不适、受伤、生病或是怀孕的人，请放弃需要使力的准备运动，深呼吸之后就开始。

首先将两手握紧拳头，尽可能地用力。

保持用力的状态，在心中慢慢地从一数到五之后，一口气放松。

维持放松的状态，再一次从一数到五。

这样的动作反复做三次。

接着将两手伸直，用力让手臂上隆起肌肉。这个时候，整只手腕到胸部都使尽力气，维持这样的姿势。

保持出力的状态，在心中慢慢地从一数到五之后，一口气放松。

维持放松的状态，再一次从一数到五。

这样的动作反复做三次。

这次轮到腹肌尽可能地用力。

保持用力的状态，在心中慢慢地从一数到五之后，一口气放松。

维持放松的状态，再一次从一数到五。

这样的动作反复做三次。

接下来，轮到大腿尽可能地用力。

保持用力的状态，在心中慢慢地从一数到五之后，一口气放松。

维持放松的状态，再一次从一数到五。

这样的动作反复做三次。

以上的动作结束后，脚跟紧靠着床，脚尖朝着天花板，将脚掌立起来。

维持这样的动作，请将脚趾往膝盖的方向倾斜。（小腿肚有拉长的感觉）

当脚趾不可能再往前倾时停止这个动作，然后在心中数到五。

数完后，一口气放开身体的力量。

接下来，脚趾往膝盖的相反方向前倾。（脚指甲朝上）

同样地，脚趾不可能再往前倾时停止这个动作，然后在心中数到五。

数完后，一口气放开身体的力量。

将以上的动作视为一个流程，反复做三次。

接着，请深呼吸。

依照自己的速度即可，大口地吸气，吸满气时暂时闭气，在心中默数到五。

再慢慢把气吐出来。这时，请花上吸气时的两倍时间，慢慢地将气给吐出。

这样的呼吸方式请反复做十遍。

十遍结束后，恢复正常的呼吸。

准备运动到此结束。

从现在开始，一边阅读文章一边进入想象，请以轻松的姿势阅读。

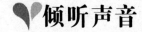倾听声音

请竖起耳朵。

现在，在这个房间内，你听到什么声音？

从现在开始，请将你的意识放在每个声音上面。如果这个声音是在你的房间里听到的，首先请你先感觉一下，声音是从哪个方向传出来的。然后在文章的段落间闭上眼睛，慢慢地听这个声音。

听到时钟的声音吗？如果听到的话，请闭上双眼，花点时间将意识放在时钟的声音上。

听到冷气的声音吗？如果听到的话，请闭上双眼，花点时间将意识放在那个声音上。

听到冰箱压缩机的声音或是风扇的声音吗？如果听到

的话，请闭上双眼，花点时间将意识放在那个声音上。

　　如果你是跟某人一起睡的话，那个人的呼吸声、打鼾声，你听到了吗？如果听到的话，请闭上双眼，花点时间将意识放在那个声音上。

　　听到邻居或是隔壁房间的声音吗？如果听到的话，请闭上双眼，花点时间将意识放在那个声音上。

　　听到窗外的风声或雨声吗？如果听到的话，请闭上双眼，花点时间将意识放在窗外的声音上。

　　听到虫鸣的声音吗？如果听到的话，请闭上双眼，花点时间将意识放在那个声音上。

　　听到路过的车声、行驶在轨道上的电车声吗？如果听到的话，请闭上双眼，花点时间将意识放在那个声音上。

　　听到自己呼吸的声音吗？如果听到的话，请闭上双眼，花点时间将意识放在那个声音上。

听到心脏跳动的声音吗？如果听到的话，请闭上双眼，花点时间将意识放在那个声音上。

感觉

接着，请将你的意识放在身体上。

现在，你躺在床上有什么样的感觉？

和声音的做法一样，请将你的意识放在每个感觉上。
在进行每个感觉的时候，同样请在文章的段落间闭上眼
睛，好好地体会每个感觉。

有没有感觉到头陷入了枕头里？如果有了这样的感
觉，请你闭上双眼，花点时间体验这样的感觉。感觉枕头
的柔软程度，感受枕头是怎么样将你的头给包裹起来。

有没有感觉到手腕的内侧碰触腹部的两侧？如果有了
这样的感觉，请你闭上双眼，花点时间体验这样的感觉。
感觉手腕内侧和腹部两侧的温度、手和手腕的重量等。

有没有感觉到脚跟和脚踝陷进了床里？如果有了这样的感觉，请你闭上双眼，花点时间体验这样的感觉。感觉指尖以及另一侧的脚踝碰触到棉被的感觉，还有感觉双脚的重量。

有没有感觉到眼皮盖在眼球上？如果有了这样的感觉，请你闭上双眼，花点时间体验这样的感觉。将意识放在眼球上，感觉眼球在眼皮下移动，或许你还会感觉到眼皮偶尔会动一下。这些感觉，你都感觉到了吗？

有没有感觉到吸气的时候，空气从鼻子里通过？如果有了这样的感觉，请你闭上双眼，花点时间体验这样的感觉。而空气从鼻子穿过喉咙的感觉，你也感觉到了吗？

有没有感觉到吸气的时候，肺部就像气球一样膨胀起来呢？如果有了这样的感觉，请你闭上双眼，花点时间体验这样的感觉。这样的膨胀感，从肺部往腹部延伸开来，这样的感觉你也感受到了吗？

　　有没有感觉到吐气的时候，空气从鼻子排出呢？如果有了这样的感觉，请你闭上双眼，花点时间体验这样的感觉。想象一下被排出的空气在鼻孔外，变成了气流形成旋涡状。

　　有没有感觉到吐气的时候，肺部变小萎缩了呢？如果有了这样的感觉，请你闭上双眼，花点时间体验这样的感觉。是不是也感觉到，腹部也跟着扁下去了呢？

　　有没有感觉到心脏的跳动？如果有了这样的感觉，请你闭上双眼，花点时间体验这样的感觉。试着感受一下，被心脏推出的血液在身体里循环的感觉，同时也想象一下，血液绕身体一圈的模样。

　　将意识放在手指尖，应该可以感受到所有的手指尖正在活动着犹如心跳一般。如果有了这样的感觉，请你闭上双眼，花点时间体验这样的感觉。当意识放在手指尖，可能会慢慢地出现一种麻痹感，这种感觉也请试着体验看看。

有没有感觉到脚趾头相互碰触呢？如果有了这样的感觉，请你闭上双眼，花点时间体验这样的感觉。脚趾尖的温度是冷还是热，也请试着感觉看看。

　　有没有感觉到"自己"在自己的身体里呢？如果有了这样的感觉，请你闭上双眼，花点时间体验这样的感觉。自己到底在身体的哪个部位呢？是在头部附近？还是在眼睛四周？还是心脏的左右？如果身体里有操纵器，自己会在哪里操控身体呢？闭上你的双眼，好好地找一找吧。

想象声音

再次将意识放在你的耳朵上。

这次要将你的意识放在，实际上听不见，却有可能传递到这个房间的每个声音，好好地想象一下。

首先在你的心里，想象一下状况。

当想象形成后，在文章的段落间闭上眼睛，花比之前长一点的时间，慢慢地、好好地倾听那个声音。

这个房间里有空气流动着，空气是由氧气和二氧化碳等气体所构成。这些气体的分子，在房间里自由地来回移动着。

说不定当你倾耳倾听时，会听到这些分子碰触你耳朵鼓膜的声音。

想象一下空气的分子碰到了鼓膜，你用心里的"耳朵"试着听听看那个声音。

或许那是一个极微弱的沙沙声。

将意识放在身体上，在我们的身体里，血管就像网一样密布，而血液就在血管里流动。

说不定你会听到从身体传来，血液在体内流动的声音。

想象一下血液在血管中流动的样子，试试看，用心里的"耳朵"倾听那个声音。

或许那是一种很像是一群水牛在狂奔，所发出一连串"咚咚咚咚咚"的声音。

距离房间最近的便利店在哪里呢？意识在空中飞翔，飞到那间便利店去。

便利店的门一开，会传出电子铃声，说不定那个声音会传到房间来。

想象一下有人进入便利店，以心里的"耳朵"倾听门打开时的电子铃声。

这次意识飞到了距离住家最近的大城市，那里有着二十四小时营业的汉堡店。

说不定汉堡店的厨房内，员工炸薯条的声音，在房间里都能听得到。

想象着打工的学生，将冷冻的薯条放进热腾腾的油锅里，试试看心里的耳朵是否同时听到了热油的声音。

将自己的意识从大都市飞向郊外，四周突然变得宁静，空地上聚集了一群野猫。

说不定在房间里，也能听到一丝丝，从躺在地上的野猫喉咙里，所发出咕噜咕噜的声音。

聚集在一起的野猫，身上到底是什么花纹呢？想象着野猫身上的花纹，试着以心里的耳朵倾听从猫的喉咙里传出来的咕噜咕噜声和震动。

接着将意识飞往森林去。一只猫头鹰站在树枝上。

说不定在房间里，也能听到一丝丝猫头鹰所发出的低沉声音。

想象一下猫头鹰的大眼和浓密的羽毛，试着以心里的"耳朵"倾听猫头鹰的叫声。

这个森林有一股不知从哪来的风，树叶因为风而摇动。

说不定，在房间里都能听到一丝丝树叶相互摩擦的声音。

想象一下森林的树木因为风吹而摇晃，试着以内心的"耳朵"，倾听那"沙啦沙啦"的声音。

森林的深处有一条河，那是非常美丽的河川。

说不定，在房间里都能听到一丝丝河水潺潺的声音。

想象一下缓慢流逝的河水，以内心的"耳朵"倾听水流的声音。

河川蜿蜒着最后终于要出海了，海有防波堤、岩石和沙滩。

说不定在房间里都能听到一丝丝海浪靠近沙滩又返回的声音。

想象一下月光照射着海面，闪闪发光，以"内心"的耳朵倾听海浪的声音。

将你的意识从大海拉回到房间。

接下来请直接往下走，穿过了地板，从地面往地底下去，通过了好几层的地层，意识终于来到了地下水。

说不定在房间里，都能听到一丝丝地下水慢慢流的声音。说不定还能听到，水浸在土和砂石里的声音。

想象一下地底下好几层的地下水，以内心的耳朵倾听水流的声音。

将意识抽离地下水后继续往下走，来到了地球的内部。那里有着高温的岩浆。

说不定在房间里，可以听到一丝丝岩浆流动的声音。

想象一下熔岩炙热地燃烧着，成了液态往外流，以内心的"耳朵"倾听这样的声音。

那个声音听起来很像是"咕咚咕咚"，也可能是完全不一样的声音。

意识继续往下前进，穿过了地球的中心，一心一意地往前走，终于来到了地球的另一端。巴西现在刚好是白天，到处充满阳光。

说不定在房间里，可以听到一丝丝巴西人讲话的声音、走路的脚步声等。

　　想象一下巴西人的生活，以内心的"耳朵"倾听所有能听到的声音。

将意识转到身体各部位

到目前为止，我们将意识放在很多声音或是感觉上，进而想象画面。

因为我们这么做，其实身体和心理也会产生变化。

这些变化，有些是我们自己可以察觉，也有些是自己难以察觉的。请你试着找出，上床之前的自己和现在的自己，两者之间有什么差别。

首先将意识放在体重上。

是不是感觉到，身体的重量要比之前来得重？

肌肉从紧张的情绪中解放，因为释放所有力气，才会感觉到沉重。

而这个重量，好像会让身体一直往下沉。

紧接着，将意识放在身体的表面上，这里也有差异出现。

可能有人会觉得变得温暖了，又或许体温没有改变，但感受到心情畅快。

身体的表面覆盖着一层，难以用语言形容的迟钝感觉。

就好像自己和外界隔了一层厚厚的障碍物，被深深地保护着。

再来将意识放在内心里。

可能这时你还有意识，觉醒度也跟刚才一样。

这时感受到一种朦胧、轻飘飘的感觉。

那种感觉让精神难以集中，好像舒服地在世界上徘徊游走。

眼睛看得见了。

声音也听得见了。

身体也有感觉了。

但这些都不是直接的感受，而是从守护自己那层厚厚的障碍物的那一侧所传来的。这所有的一切都非常朦胧，感觉像在远方。

　　可以永远地将身体藏在障碍的深处，阻挡来自外界的刺激。

　　一旦阻挡了所有来自外界的刺激，就能更安全、又舒适地，坠入心情愉快的世界。

　　就这样关上灯，闭上双眼，跟着无意识坠入内心深处的某个世界也无所谓。

　　利用"倾听自我催眠法"继续内心的旅程也可以。

　　选择一项"想象自我催眠法"，继续进行也可以。

　　无论是哪个方法都可以，请试着享受令人舒服的催眠世界。

第8章

倾听自我催眠法 (CD使用说明)

在随书附赠的CD里，收录了在催眠疗法的课堂当中，所使用的催眠诱导。

通常的催眠疗法，是将人诱导于催眠状态，利用暗示来慢慢前往问题的核心。必要的是催眠状态，而不是让人睡着，在觉醒度低到某个程度时，停止诱导转为暗示。

但是如果是独自一人听CD的时候，不会有人帮你停止催眠状态。持续听的话觉醒度会更往下降，能有效地入睡。

这张CD里除了有觉醒度下降的诱导外，还有给予无意识察觉的暗示。若对这些暗示产生反应，在不久的将来，你的心可能会出现变化。与人的交往方式、处理事情的态度，或是对人生的看法或生存的方式等，都和以往的自己有所不同，或许你会感觉生活过得更轻松了。

请你去感受这些变化，任何细微的事情都可以。发现越多，变化也就越大。

虽然说CD里有暗示，但不是特定的暗示，你会"察觉"到什么，又或者会有什么样的变化？我并不知道。

但，这是一件好事。

是一个好的变化。

　　那是你的无意识一直所期望的，却被理性压抑而无法实现。如杲你发现这样的改变，就别再阻挡无意识，让无意识去它想去的地方。

　　就如同本书一开始我所写的，这张CD的效果，不光只是让人"入睡"。对于舒缓疼痛、紧张感和不安，都很有效果。另外，和自律练习法一样，也能进入催眠状态。

　　基于上述目的听这张CD的话，也有可能会睡着，请务必要在安全的地方倾听。开车中、行进时或是工作中，绝对不要听，因为那是非常危险的事。

　　另外，听CD时，在能听清楚的范围内，请尽可能地降低音量。

　　那么现在就开始听CD吧。

　　当CD开始之后，请闭上眼睛，让全身的力气都放松。

第9章

想象自我催眠法

从现在开始，请尝试不接受文字或是声音等来自外界的刺激，仅靠着自己的内在力量来进入催眠。

想象自我催眠法，我已经介绍过好几种。但请不要一次就统统做一遍，一个晚上选择一项来进行就可以了。

"想象自我催眠法"和"阅读自我催眠法"不同，要把电灯关掉，以打算入睡的姿势来进行。想象催眠的方法并不困难，请事先熟记催眠的方法再开始。

无论要采用哪个自我催眠法，在催眠之前，都请先进行下个章节的"想象准备"。

觉醒和睡眠的分界线无法自己判别，利用"想象准备"的进行，可以学会当觉醒度下降到某个程度时，自己会有所自觉。

能够自觉自己的觉醒度下降时，觉醒度会更往下掉。

想象的准备

闭上双眼，将意识放在眼球上，然后请试着感觉眼皮下的眼球是停止不动的。这个时候，你可能会感觉到，眼皮偶尔会动一下，这样并不会有影响。

接下来，请在心中默念三次："一拉耳垂眼球就往左右移动。"

然后，维持闭眼的状态，请以两手的拇指和食指抓住两耳的耳垂，慢慢地往下拉。一旦拉住耳垂，请维持这样的状态。

耳垂被拉住后，眼皮下的眼球开始左右移动。

眼球的动作可能很小，也可能很慢，请将你的意识放在这个动作上，试着感觉眼球在移动。

（如果拉了耳垂，眼球还是不会动的话，请试着以自己的力量让眼球动。就算动作很小也无所谓，慢慢地动也可以。当眼球移动一阵子之后，放开耳垂，在这同一时间眼球也停止移动。然后再一次拉住耳垂，这次眼球就会自己动了起来。如果没有动的话，再次以自己的力量让眼球动。请将此动作反复，直到拉耳垂眼球就会动为止。）

感受到眼皮下的眼球移动之后，慢慢地放开耳垂上的两手。眼球在眼皮下持续动作，就像有节拍般地左右摇晃，即使两手离开了耳垂动作也不会停，请持续这个动作不要让它停下来。

这次张开左手，将手掌朝下放在床单上。

然后将食指上下动作，咚咚咚地敲着床单（维持一秒敲两次的频率）。

当手指开始动作时，眼球可能就停止动作了，就算这样也没关系，没有必要勉强眼球持续动作，也没必要将意识放在眼球上。

等到身体习惯这个动作后，就像心脏自动跳动一般，就算手指在动，眼球也会无意识地持续动作。

准备动作到此结束。

手指维持敲打的动作，开始进行想象。

想象持续着，在某个瞬间，你会发现手指的动作停了下来。在觉醒度高的时候，你的意识可以放在手指和想象两边，随着觉醒度的下降，意识集中于想象的这一方，不再放在手指上。那是因为手指上的意识，出现了不连续。

这个"不连续"是非常重要的，因为会入睡就是因为连续的意识变得不连续，最后终于中断了。

因此，手指的停止不动，代表着觉醒度下降。当你发现手指停止不动时，请从你发现的当时，再度让手指动作。这次你会更快发现手指停止不动才对。这样的动作反复再反复，慢慢地间隔会越来越短。

另外，在想象持续时，当你脑海里思考着其他的事情，你会发现想象有中断的瞬间，可能会看到完全不相关的画面。和手指的动作相同的，这就是你觉醒度下降的证据。当你发现这一点时，请再开始想象。

如果手指停了请再度动作，想象中断了请再度想象，如此反复动作，直到你入睡为止。

（如果手指的动作和想象同时进行是困难的，在你习惯之前只要进行想象也可以。）

倒数

请想象心中有个黑板。

然后配合吐气的瞬间，在黑板上写着"900"。

当你写完时，请慢慢吸气。

接下来，一边吐气将刚才所写的"900"，用板擦擦掉。

擦掉之后，慢慢吸气。

接着，一边吐气一边写着"899"。

以此类推，配合吐气的瞬间，在黑板写着900、899、898、897……然后再把数字擦掉。

吸气→一边吐气一边写数字→吸气→一边吐气一边把数字擦掉→吸气→一边吐气一边写下比前一个数字少一的数字→吸气→一边吐气一边把数字擦掉，以这样的模式进行。

这样的动作持续下去，慢慢地可能你会不知道下个数

字是多少，可能同样的数字写了好几次。如果发现错了，
就从发现错了的地方重新开始。

　　以零为目标，持续下去吧。

金钱

　　请想象一下，突然有个人给你一百元。

　　请你试着思考，如果要将这一百元用在让你感到幸福的事情上，你会怎么用呢？存入银行？或是当作生活费？请不要用在不知道效果的地方。将这笔钱，为了这个瞬间而去使用。

　　这一百元可以去便利店买甜点。

　　也可以买漫画、买杂志。

　　一百元的用途有限，如果有一场"百元买幸福的比赛"，要怎么花这一百元才能拿到优胜？请你好好地思考，这一百元最有效的用途。

　　如果决定了一百元购买的东西，那么下次挑战一千元。

　　一千元该怎么使用，才是最幸福的呢？

可以去看现场演唱会。

可以去游乐园。

可以去吃法式料理。

一千元的用途远比一百元来得多，思考所有的可能性，然后做出决定。

接着，目标是一万元。

想一想要怎么花一万元，才能让自己感到最幸福？若这一万元得要一口气花完，该怎么使用才好？

一万元可以买大件的东西。

可以去旅行，或是买最新型的家电产品。

如果钱还有剩的话，也顺便想想剩下的钱该怎么用。

会让自己最开心的用途，到底是什么呢？

渐渐地选项变多，变得难以决定。

再来是十万元。

这笔数目不算少，但还不足以买得起一部车，是一个不大不小的金额。

如果得要把十万元花光，你会怎么使用呢？

就像这样，金额依序增加。

十万元接下来是一百万、一千万、一亿、十亿……

中途，可能会出现"房子"这个选项。这个时候，尽可能详细地想象，比方说，房子的地点在哪？有多大？屋内的隔间如何？如果有剩余的钱，也请想一想该怎么花。"为了自己的幸福而花光这笔钱"是唯一的规则。

令人感到意外的是你会发现，金额越庞大，使用起来越是困难。或许你也会发现自己的想法少得可怜，又或者是自己其实没有什么物欲。

该怎么使用金钱，和自己为了什么而活其实是息息相关的。钱可以解决的事，以及钱无法解决的事，将越来越明确。

理想的自己

假设从头到脚底，都可以改变成理想的模样，你想要变成什么样子？请好好想象一下。

首先就从头发开始？你想要有什么样的发质？发量有多少？什么样的发型？头发的长度、粗细、软硬、发量、发质和发色……这所有的一切，都请好好想象一下。

接下来是你的脸。脸上的部位一个又一个，改变成理想的模样。想要有什么样的双眼？包括眼睛的形状、大小、视力，想象所有的一切。同样地，鼻子、嘴巴、耳朵、双颊和轮廓，也都逐一想象。再来要决定肌肤的颜色和肤质。

紧接着是脖子以下，也请依照顺序想象。身高要多高？想要有什么样的体型？肩膀、手腕、胸部、背部、肚子、腰部、双脚……将这些部位想象成理想的形状。

在想象的同时，请把你的意识放在该部位上，感觉身体依照自己的想象而改变。如果你的肩膀僵硬，那就想象一下肩膀的肌肉变软放松了。如果肚子不舒服，那就想象内脏获得治疗、机能恢复正常。不光是外在的容貌，就连身体内部，也会变成理想的模样。

　　当结束身体的想象后，接下来请你想象理想的内在。

　　你想要变成怎样的一个人？

　　想要变得温柔？

　　想要变得坚强？

　　想要变得人缘很好？

　　想要戒掉香烟？

　　想要英文变得流利？

　　想要变得热衷于工作？

　　想要有什么样的性格？想要有什么样的兴趣？想要有什么样的才能？尽可能地具体想象。该怎么做才会如愿？如果希望成真的话，会有怎样的心情？自己的人际关系又会有什么改变？这些问题都请你好好想象。

　　在想象当中，你可以成为任何你想要的模样，请大胆地要求。

当身体，以及内在的想象结束之后，请想象变成理想中的自己，会过着什么样的生活？想象一下理想的生活。

理想中的自己住在什么样的地方？做什么工作？和谁在一起？为了什么事而开心？又热衷于什么事？获得怎样的成功？又得到了什么东西？就像看电影一样，请想象一下自己的理想生活。

现在，神出现在你的面前，如果他告诉你，可以让你变成理想的你，你的渴望是什么？而且期限就在今天晚上……

以这样的心情，发挥自己的想象力，尽可能地想象最棒的自己。

你的这些想象传给了无意识，成为对自己的暗示，最后就会实际地改变了你。

❤回顾今日

把从今天早上起床到现在为止的事情，像放电影一样形成画面，透过画面试着回想一遍。

不是以自己的观点来回想，而是以一种站在自己的斜后方看着自己的感觉，回想今天所发生的事。

可以不用回忆有哪些声音。

按下闹钟的自己、洗脸的自己、吃早餐的自己、换衣服的自己……尽可能回想，就连细节部分都不要遗漏。

早上起床到当下为止，请花三十分钟好好地回想，自己这一天到底做了什么?

隧道

　　想象一下自己就在隧道里。

　　这是一个圆形的隧道。四周黑漆漆，而你就在正前方
看到一个点。

　　那是隧道的出口。

　　朝出口的方向往前走。

　　当双脚迈开步伐后，虽然伸手不见五指，但仍可清楚
知道隧道的墙壁不断地往后流逝。

　　就像是被那个点给吸进去似的，墙壁成放射状地流
去。

　　一旦眼睛习惯之后，渐渐地可以看出四周的模样。

　　你可能会发现，原本以为自己身在隧道里，但实际上
并非是隧道，而是在某一条道路上。

　　道路的两侧可能有鲜花盛开，时间可能是夜晚，也可
能是白天。

顺着道路直走后，向右转、向左转、然后再继续往前直走。

　　不要停下脚步，用手指着眼前的那一点，不断地走下去。

♥ 羽毛

想象一下自己平躺在草原上。

阳光让人感到温暖，白色的云朵飘浮在蔚蓝的天空里。

可以听到远处传来鸟鸣声。

风温柔地吹来轻抚过你的双颊。

慢慢地深呼吸。

吸气，将草原上的清爽空气吸满整个肺。

吐气，全身放松。

抬头看天空，蓝色的天空有着很像白点的物体。仔细一看，那是根白色的羽毛。

那根羽毛随风飘摇，一会儿往右、一会儿往左、慢慢地飞舞着，然后往下掉落。

请把你的视线放在那根羽毛上。

羽毛最后落在你的肚子上，轻飘飘地着地。到这一瞬间为止，视线都不要离开羽毛。

这个想象的重点在于，你要如何想象羽毛慢慢地掉落。

·一开始，羽毛可能会立刻落在你的肚子上。试着想象羽毛从空中降落的样子，反复好几次。经过练习后，羽毛就能慢慢落下了。

♥ 水槽

　　请试着想象一下，自己的房间成了一个水槽。

　　非常温暖、让人感到舒服的海水，充满你的房间。

　　抬头一看，各种颜色的鱼正自由地游着。有大鱼、小鱼，红色的鱼、蓝色的鱼……

　　请从水槽的底部，望着那些鱼群在水里的模样。

　　这些鱼群们正愉快地，在你的房间里游来游去。

　　窗边、天花板、床边……到处都有鱼儿在游泳，宛如自己在海里潜水一般。

　　将你包围的温暖海水，慢慢地移动着。可以感觉到自己身体因为海水的关系，跟着慢慢移动。

　　房间里的家具或是书架上的书，看起来模糊又歪斜。

　　天花板散发着淡淡的光芒，一闪一闪地非常美丽。

　　躺在水槽的底部，觉得心情很平静。请好好享受这样的感觉。

云

请想象一下自己变成了一片云。

是一朵白色、轻飘飘的云。

浮在蓝色的天空。

然后这时风微微吹了过来。

往下一看，地面上就是你所居住的街道。

从天空往下看，街道看起来十分渺小。

远远地还能看到成弧状的地平线。

不用加速，你就乘着风，飞到自己喜欢的地方去。

飞到以前住过的地方。

飞到朋友居住的城市。

飞过海洋，到国外去。

如果你喜欢，可以让干涸的大地降下雨来。

下了雨，雨水渗透到土里，空气变得清爽，地面的颜色也因为雨水而变黑了。

树木和草吸收了雨水，绿叶显得格外鲜艳。

让天空降雨之后，再飞到其他地方去吧。

可以从空中，远远地欣赏欧洲美丽的街景。

也可以欣赏万里长城，以及纳斯卡沙漠上的巨大地面图案。

如此随心所欲的天空之旅，请尽情地享受吧。

不需要的想法

左手的手指咚咚地敲打着，将右手的手掌翻过来朝上。

想象一下将心中不愉快的情绪，比方说：生气、难过、痛苦、忌妒、忧郁感、无力感……这样的情绪一个又一个，化为灰色的光线，从右手的手掌往空中放射。

这个光线，往宇宙的另一方飞去，化为宇宙的尘埃，消失不见。

每个情绪成了光线而离开，心情也变得轻松起来。

不只是内心的烦闷，就连身体的无力感，也随着光线的离开而离去。身体的疼痛、不适、不需要的症状……一个又一个从右手掌放射出去，消失在宇宙的尽头。

手掌的光线越来越多，心情变得平稳，身体也变得更轻松。

不要急，想一想让自己不舒服的原因在哪。在心中想

象一下，这些恼人的因素，顺着右手流走，从手掌往外呈
放射状。

后记　写给这么做还睡不着的人

透过本书的自我催眠，你有因此而入睡吗？

如果没有感觉到任何效果，请你再好好地想一想，自己的心思，是不是焦急于睡着这件事，而难以集中精神。因为觉得麻烦，无视书上的说明甚至跳过某些步骤？光是听CD就做出了没有效果的结论？"阅读自我催眠法"、"倾听自我催眠法"、"想象自我催眠法"，这三种方法统统尝试过了吗？将夜灯改为蓝色了吗？上床之前有先洗澡吗？就寝前有看电视、电脑或手机吗？

如果你的心里已经有答案，请从头再读一次，尽可能地依照指示进行。

如果这么做还不入睡的话，理由只有一个：

那就是当下不是睡觉的时候。

你的心现在是这么想的。

那不是什么稀奇的事。

每个人的人生都不平凡，每天有许多事要思考，非得想出答案不可。

就算有难以入眠的夜晚，那是好事。

"现在不是睡觉的时候，你得要面对这个问题才行。"

因为你的无意识是这么想的。

如果你无视无意识的想法，满脑子只想着"一定要睡着"，那就大错特错。这个时候，你应该做的不是睡觉，而是好好思考一下，现在可以做些什么？

一旦你开始行动，无意识就会安心。只要行动持续总有疲累的时候，必须要好好休息。就算你不特别担心，疲劳一定会产生效用。

这个时候，你的内心会期待好好休息一番。

催眠是一种被误解的技术。

在电视和网络上，看起来简直就像是魔法，被夸大地评价。结果，很多人以为催眠是神秘、超自然的。

这是一件令人感到遗憾的事。

诚挚地期待本书，让所有失眠者能得到解放，同时除去对催眠的幻想，同时也成了大家了解催眠可能性的契机。

深沉地睡去、让自己做个好梦……

樱井直也